AF509134

MÉMOIRE

ET OBSERVATIONS

SUR LE TOURNIS

DES MOUTONS;

Par M. Valois, Vétérinaire, Membre de la Société d'Agriculture du département de Seine et Oise ;

LUS A CETTE SOCIÉTÉ, DANS SA SÉANCE DU 6 JANVIER 1809.

DÉPARTEMENT DE SEINE ET OISE.

SOCIÉTÉ D'AGRICULTURE,
SÉANTE A VERSAILLES.

MÉMOIRE

ET OBSERVATIONS

SUR LE TOURNIS

DES MOUTONS;

Par M. VALOIS, Vétérinaire, Membre de la Société d'Agriculture du département de Seine et Oise;

LUS A CETTE SOCIÉTÉ, DANS SA SÉANCE DU 6 JANVIER 1809.

MESSIEURS,

Comme on sera toujours sûr d'exciter en vous un puissant intérêt toutes les fois que l'on aura à vous

1

entretenir de quelques succès en économie rurale, je viens avec cet espoir, vous soumettre des observations sur l'Hydatide cérébrale des Moutons.

Cette maladie, dont le symptôme caractéristique consiste, de la part de l'animal qui en est attaqué, à porter ordinairement la tête d'un côté, et à tourner dans des cercles concentriques, est connue sous les noms de *mouton lourd*, *de tournoiement* et *de tournis*.

Les symptômes généraux qui annoncent la maladie, étant décrits par plusieurs auteurs, je me dispenserai de vous les rappeler ici; mais, pour que vous puissiez apprécier à leur juste valeur les observations dont j'ai à vous faire part, peut-être me saurez-vous gré de chercher à répandre quelque jour sur la nature et les causes de cette singulière maladie.

L'HYDATIDE CÉRÉBRALE des moutons diffère des autres Hydatides, en ce que chaque vésicule n'est pas un seul animal, mais une habitation commune à des douzaines, à des centaines de petites Hydatides qui sont faiblement attachées à ses parois internes, et qui, outre leur vie particulière, en ont une commune. Cette Vésicule croît par l'effet de l'augmentation de la lymphe qui y est attirée du cerveau par la succion des Hydatides.

La présence de la Vésicule Hydatide dans quelque partie du crâne, donne lieu à une mort inévitable, si l'on ne parvient à évacuer l'eau qu'elle contient, et à détruire la multitude des petites Hydatides qu'elle renferme.

On ne peut pas douter que cette maladie ne soit dans la classe des affections vermineuses ; mais ce que nous ignorons complètement, c'est la manière dont ces vermisseaux ou leur germe peuvent parvenir dans l'intérieur du crâne, et s'y développer.

Quels que soient les moyens qui favorisent l'introduction des Hydatides dans l'intérieur du corps des Moutons, il nous semble que leur développement ne saurait y avoir lieu, sans admettre une disposition particulière dans la constitution de ces animaux, propre et convenable à la manière d'être de ces animalcules. Autrement ils ne pourraient résister à l'action des mouvemens organiques et vitaux dirigés à chaque instant contre eux. Quelles sont donc les dispositions qui peuvent rendre ce développement, sinon certain, au moins possible ?

L'Hydatide n'affectant que les Agneaux, ou les Anténais et nullement les Moutons qui ont leur deuxième année révolue, on peut donc conjecturer que la constitution des jeunes animaux leur est favorable. Voyons comment elle peut le devenir.

Dans les Agneaux, comme dans tous les jeunes animaux, les humeurs lymphatiques et muqueuses ont une prédominence marquée sur les autres fluides animalisés : prédominence nécessaire et indispensable pour entretenir la souplesse et l'extensibilité de la fibre jusqu'à l'époque de la formation complète des organes. Ce n'est qu'alors que l'équilibre s'établit dans les humeurs, et que les jeunes sujets passent à l'état adulte.

Lorsque cet état des fluides dans les jeunes animaux, d'où résulte en eux une constitution qui les dispose à contracter les maladies affectées au jeune âge, acquiert, par des circonstances quelconques, dans certains sujets, un nouveau degré de force, alors ils réunissent à la disposition générale une aptitude individuelle à recevoir ces maladies.

Cette aptitude naturelle d'une certaine classe d'animaux (notamment des Agneaux), et sur-tout de quelques individus de cette espèce, à contracter une maladie telle que l'Hydatide, n'est pas l'unique cause qui la favorise, l'influence de la température atmosphérique y a souvent aussi beaucoup de part.

L'effet débilitant qu'exercent sur les corps animés la chaleur et l'humidité, est connu de tout le monde. Le ton et le jeu des organes étant affaiblis, ils résistent nécessairement avec moins d'avantage à l'action d'un agent quelconque dirigée contre eux. Aussi ne voit-on les maladies d'un caractère tel que celle qui nous occupe, ne se montrer en général qu'après un concours de circonstances analogues à peu-près aux causes dont nous venons de parler. C'est ainsi que les Hydatides n'affectent les Agneaux que vers le temps humide de l'automne, après une constitution estivale plus ou moins chaude, et que plus l'humidité est grande après de fortes chaleurs, plus sont grands les ravages qu'elles occasionnent.

Les effets d'un temps doux et humide sont si marqués sur cette maladie, que l'on voit souvent ses progrès suspendus par un froid sec, pour recommencer à l'apparition d'une température humide. Des bergeries basses, chaudes et humides; celles que l'on néglige de nettoyer fréquemment, peuvent donner lieu aussi à la continuation de cette maladie pendant l'hiver, principalement si la constitution atmosphérique de cette saison conserve le caractère automnal.

Le nombre de Vésicules d'Hydatides que l'on rencontre dans le crâne, ni le lieu qu'elles occupent, ne sont pas constans; j'en ai trouvé jusqu'à quatre dans le même individu ; mais dans ce cas, elles sont toujours plus petites que lorsqu'elles sont uniques. D'ailleurs, occupant des endroits différens dans l'encéphale, ces Vésicules donnent lieu à des symptômes extraordinairement irréguliers. Cette multiplicité est heureusement rare, car alors le mal est à peu près incurable, à raison de l'impossibilité d'en reconnaître le siége. En pareil cas, elles sont disséminées entre les méninges et le cerveau ; ou sur le cervelet; ou sur la moelle alongée, dans le *calamus scriptorius* ; ou dans la partie inférieure de l'encéphale, au-dessus de la selle turchique.

Quand une Hydatique est seule, son habitation est moins variable; elle s'empare presque toujours de l'une ou de l'autre de ces cavités, placées parallèlement au grand axe des hémisphères du cerveau que l'on désigne sous les noms de grands ventricules. Là, elle acquiert souvent le volume d'un œuf de poule. Dans son accroissement progressif, elle distend, comprime et presse la portion du cerveau située entre elle et l'os, et l'anéantit complètement; elle finit même par amollir et atténuer l'os qui la recouvre, de manière à le rendre flexible sous le doigt qui le presse dans quelques points de sa surface. Cet amincissement du crâne est ordinairement le signe le plus indicatif du siége de l'Hydatide, et en même-temps le seul endroit vulnérable par où nous puissions l'attaquer.

La maladie qui nous occupe n'est ordinairement pas fréquente à moins qu'une réunion de circonstances ne concourt à la multiplier; mais on peut dire qu'elle avait toujours été regardée comme mortelle jusqu'à ces derniers temps, où des hommes, heureusement téméraires, ont osé, par le moyen de la ponction, pénétrer dans l'intérieur du crâne, pour percer l'Hydatide, et donner issue à la liqueur qu'elle contient. De ce nombre sont nos savans collègues, MM. *Tessier* et *Husard*, Membres de l'Institut; ils sont parvenus, sur quelques bêtes, à extraire, non-seulement la liqueur, mais encore la capsule ou vésicule qui la contenait ; et, par conséquent, à sauver les malades. Vous connaissez le procédé ingénieux dont ils se sont servis; la description vous en a été donnée, il y a peu de temps, par notre zélé collègue M. *De Vindé;* il serait sans contredit le plus sûr, si l'on pouvait toujours aspirer la petite vessie ; mais on n'y réussit pas sans difficulté.

Un auteur allemand, M. *Gerick,* qui paraît avoir bien observé la marche de cette maladie, assure avoir eu de grands succès de la ponction simple. Il se contente, après avoir évacué l'eau, pour prévenir son renouvellement dans la capsule, d'instiller, par la canule du trocar dont il se sert, quelques gouttes d'essence de myrrhe, à laquelle il attribue la vertu de paralyser une prétendue glande, qui n'existe pas dans cette partie du cerveau. Nous croyons que l'effet de cette liqueur est de rétablir ou de relever le ton des parties malades; peut-être aussi agit-elle d'une manière très-énergique, sur les tuniques de chaque hydatidale qui donne lieu à la vessie commune, ou les fait périr d'une manière quelconque.

Eguillonné par le bruit de ces succès, j'ai aussi fait quelques tentatives, mais toutes malheureuses, jusqu'à ce que, instruit par l'expérience, j'aie profité de certaines erreurs qui, heureusement, ont tourné à l'avantage de la science, ainsi que vous allez le voir, dans l'observation suivante.

Ire OBSERVATION.

Le 27 septembre dernier, je visitai deux jeunes Agneaux du troupeau de S. M. l'Impératrice, attaqués tous les deux du tournis. L'un, qui tournait à droite, commençait à s'affaiblir, mais n'avait cependant pas encore l'os pariétal aminci. Je tentai néanmoins l'opération, et ce ne fut qu'avec beaucoup de peine que je parvins à traverser l'os avec le trocar, et à percer l'Hydatide, qui, étant très-petite, ne me fournit qu'environ une cuillerée à café de liquide, qui s'écoula par la canule. Immédiatement après, la vésicule sortit par la même voie, et fut suivie de quelques gouttes de sang. De suite, et à mon grand étonnement, l'animal eut des convulsions, auxquelles succédèrent un ronflement comateux, et tous les signes de l'apoplexie et de la paralysie. En vain j'instillai dans le cerveau l'essence de myrrhe, et fis avaler à la bête un peu de vin, je ne pus la ranimer.

Malgré le mauvais succès de cette tentative, on m'invita à essayer sur l'autre : il tournait du côté gauche, à ce que l'on m'a dit. Aucun amincissement du crâne ne désignait la place à choisir pour enfoncer l'instrument ; aussi, ce ne fut qu'avec beaucoup d'efforts que je le fis pénétrer dans le crâne, où cet instrument ne fut pas plutôt parvenu, que l'animal tomba, à peu de chose près, dans le même état que le premier : il n'y eut aucune effusion de liquide par la canule.

Ces deux animaux étant morts dans la nuit suivante, j'examinai scrupuleusement leurs têtes. Après avoir enlevé les pariétaux du premier, j'apperçus aux méninges, ou enveloppes du cerveau, une large ecchymose autour de l'ouverture que le trocar y avait faite ; cette ecchymose provenait d'un picotement excité sur ces membranes, par de légères esquilles que l'instrument avait enfoncées ; vu la résistance qu'il avait éprouvée pour traverser l'os, qui n'était pas suffisamment aminci. L'enlèvement des méninges découvrit du sang épanché sur la surface du cerveau ; et, en suivant la trace de l'instrument dans la substance de ce viscère, on arriva au ventricule droit, qui se trouva rempli de caillaux de sang. L'épaisseur du cerveau était de même que celle de l'os, dans son état naturel ; ce qui ne doit pas étonner, puisque la vessie était encore trop petite pour distendre et comprimer les parties environnantes. Le réseau vasculaire qui recouvre l'encéphale, et suit toutes les infractuōsités de sa surface, paraissait variqueux. Un vaisseau de ce réseau admirable ayant été ouvert par la pointe de l'instrument, avait fourni le sang dont l'effusion et l'accumulation dans le ventricule avait causé la mort.

L'examen que je fis de la seconde tête, me

montra les mêmes phénomènes, à l'os et aux méninges, que dans la première; mais ici le trocar, au lieu de pénétrer dans le ventricule gauche, avait été dirigé, par la résistance de l'os, entre le cerveau et le cervelet, dont le dernier avait été blessé, et paraissait enflammé. Je n'apperçus d'autre marque de l'existence d'une Hydatide, qu'un écoulement d'eau par le trou occipital, en tracassant la tête pour l'ouvrir. Elle devait être très-petite, et occupait probablement quelques parties du cervelet, où la moëlle alongée.

Ces funestes résultats étaient bien faits pour me décourager: cependant, j'étais persuadé que, si le trocar pouvait atteindre la capsule, sans enfoncer d'esquil'es, et sans ouvrir de vaisseaux, cette opération devait réussir; et que l'on éviterait sûrement ces malheureux accidens, en saisissant, pour la pratiquer, le moment où les progrès de l'Hydatide ont suffisamment aminci la surface du cerveau qui la recouvre, et affaibli l'os, de manière qu'il présente un point flexible sous le doigt qui le presse. J'ai éprouvé depuis que, lorsque les parties sont dans cet état, le trocar pénètre aisément dans la Vésicule. Alors on n'a plus à redouter ni esquilles, ni hémorragie, puisque l'os n'oppose plus de résistance, et que le réseau vasculaire, dont j'ai parlé plus haut, est oblitéré, et même détruit, par la longue compression qu'il a éprouvée. Le cerveau lui-même ne peut être lésé, puisqu'il est ordinairement anéanti vers ce point.

S'il est dangereux, comme on vient de le voir, de pratiquer cette opération trop tôt, et avant que les parties n'y soient disposées par la maladie elle-même, il est quelquefois funeste aussi de trop temporiser; car l'Hydatide, dans son augmentation progressive, comprimant toutes les parties de l'encéphale, et altérant graduellement l'ensemble des fonctions de cet organe, la vie peut cesser tout-à-coup. Cependant, tant que l'animal mange, rumine et conserve la vue, on peut attendre ; mais le danger est pressant, s'il chancelle et qu'il tombe ; sur-tout lorsqu'il a des convulsions, alternées d'un sommeil comateux avec ronflement. L'observation qui suit en est la preuve.

I I.^e OBSERVATION.

Un Antenais mâle, de seize à dix-sept mois (appartenant à notre collègue M. *de Jouvencel*, dont le zèle pour la science agricole est au-dessus de tout éloge), fut attaqué du tournis vers la fin de septembre dernier : il tournait à droite d'une façon peu caractérisée ; les crises étaient faibles, le sujet triste, lourd et maigre. Au commencement de novembre suivant, le mal avait fait de grands progrès; la faiblesse était extrême ; la bête appuyait sa tête sur tout ce qui pouvait la supporter; elle la contournait de maniere à mettre le côté droit eu dessus.

Pendant quinze jours je fis de vains efforts pour découvrir au crâne un endroit aminci, qui me permît d'opérer. Enfin, craignant les suites de l'observation précédente, et n'osant rien tenter, M. *de Jouvencel*, voyant que la bête allait périr, la fit tuer.

Nous en examinâmes la tête ensemble : la peau enlevée, et les pariétaux mis à découvert, nous apperçûmes, au pariétal gauche, un petit point aminci, qui nous causa d'autant plus de surprise, que nous supposions, malgré l'irrégularité des symptômes, la vessie à droite. D'après cette indication, je crus, qu'en plongeant le trocar dans le crâne, par ce point aminci, je percerais la vessie ; mais ce fut inutilement que je le tentai. Alors, nous enlevâmes les pariétaux, dont le droit nous montra, en nous étonnant beaucoup, une sorte d'exostose interne, qui augmentait l'épaisseur de l'os, précisément à l'endroit répondant au centre d'une énorme Hydatide, qui occupait tout le lobe droit du cerveau, dont la surface était détruite : le lobe gauche était déprimé par l'effet de la compression qu'il avait éprouvée. Nous reconnûmes, dans sa substance, la trace du trocar jusqu'au ventricule.

Cette observation démontre qu'il eût été pos-

sible de sauver l'animal par l'opération ; mais
que la conformation extraordinaire de son crâne,
rendait cette opération impossible par les moyens
ordinaires.

III.ᵉ OBSERVATION.

Un autre mâle, au même propriétaire, et de même
âge que le précédent, fut attaqué de la maladie,
au commencement de novembre dernier; je le vis
vers le quinze : il ne tournait pas véritablement; il
tenait la tête élevée et légèrement inclinée à gauche;
mais il semblait qu'un contre-poids la retînt à droite.
En touchant le crâne, je découvris plusieurs endroits qui cédaient à la pression du pouce. Le plus
sensible étant du côté gauche, ou plutôt l'ensemble
des symptômes faisant conjecturer que l'Hydatide
était de ce côté, je fis l'opération de la manière
suivante, le 22 novembre.

Après avoir rasé la laine, l'animal ayant les
pieds liés, et étant fixé sur une table du côté droit,
je pratiquai avec un bistouri, à la peau recouvrant
le centre de l'amincissement du pariétal gauche,
une incision longitudinale d'un pouce environ;
ensuite, la tête étant fléchie et tenue fermement,
par M. *de Jouvencel*, j'armai ma main droite
du trocar simple, dont on se sert pour l'hydropisie
ascite dans l'homme ; et je plongeai cet instrument,
fixé dans sa canule, à un pouce de profondeur,

dans le crâne. Je n'eus pas plutôt retiré le trocar de la canule, en me servant de la main droite, tandis que je fixais, avec la gauche, la canule dans l'ouverture, que nous vîmes l'eau en sortir. Nous retournâmes l'animal, en penchant sa tête, et faisant remuer les machoires, pour exciter l'écoulement de l'eau, il en sortit un bon verre à liqueur. Nous replaçâmes l'animal comme il était pour l'instant de la ponction, j'instillai quelques gouttes d'essence de myrrhe dans la plaie, par le moyen de la canule; je la retirai; et je couvris la plaie d'un emplâtre de poix : le malade fut mis en liberté, et se mit de suite à manger.

Peu de temps après l'opération, dont l'animal ne paraissait pas fatigué, mais sur-tout le lendemain, il se mit à tourner vivement et franchement à droite, c'est-à-dire, du côté opposé à celui où il avait subi l'opération. Je jugeai, à ce symptôme, qu'il devait exister du côté droit une autre hydatide; et, le 26 novembre, quatre jours après la première ponction, je la répétai du côté droit, avec les mêmes précautions et le même succès que la première fois.

Depuis ce temps, l'animal fut de mieux en mieux, et on le reconduisit au troupeau au bout de huit jours, où il paraît toujours se bien porter.

IV.ᵉ OBSERVATION.

Un Agneau mâle, âgé de neuf mois, toujours à

M. *de Jouvencel*, fut atteint de la maladie, à la fin de novembre dernier, il tournait franchement à gauche. Le 9 décembre suivant, en explorant la surface du crâne, je découvris un point aminci et flexible; je lui fis, le même jour, la ponction comme au précédent; elle procura l'évacuation d'un bon demi-verre d'eau. Après l'opération, ce petit animal parut bien soulagé, mais un peu faible : il chercha à manger; et, deux jours après, il était en état de suivre le troupeau.

Ve OBSERVATION.

Le 24 décembre on amena chez moi, de la ferme Satory, un agneau d'environ onze mois, appartenant à M. *Dailly*, propriétaire de ladite ferme, et notre collègue. Ce petit animal était attaqué du tournis, je ne sais depuis quelle époque; notez qu'il avait été saigné fort indiscrètement : quand on me l'apporta, il se soutenait peu de temps sur ses jambes, et tombait fréquemment. Le 25 et le 26, il resta presque toujours couché; il avait de fortes convulsions. Quand on le relevait, s'il restait un instant sur ses jambes, il tenait sa tête dans une direction presque horisontale avec le corps, en la contournant de manière que le côté droit était en dessus, et le gauche en dessous. Le 27 les convulsions ne cessaient que pour faire place à un assoupissement comateux , accompagné de ronflement ; les paupières étaient souvent closes , l'œil morne ; enfin tout annonçait une fin prochaine.

Les deux premiers jours, j'avais inutilement cherché à découvrir au crâne un point affaibli, pour pratiquer la ponction : mais le 27, voyant que l'animal allait périr, je pressai si fortement le pariétal droit, sous lequel je présumais la Vésicule, que je sentis un point, de la largeur d'une lentille, céder faiblement. C'en fut assez pour m'encourager à tenter la ponction de suite. Je fis prier mon digne collaborateur, M. *de Jouvencel*, de venir à cette opération. Je la pratiquai du côté droit, avec les précautions que j'ai déjà décrites : il sortit, sans exagérer, un verre d'eau ; à mesure qu'elle coulait, les convulsions et le ronflement diminuaient ; il leur succéda une grande faiblesse ; je relevai les forces avec un peu de vin, que je donnai au malade. Peu de temps après , M. *de Jouvencel* parvint à lui faire manger un peu d'avoine ; il resta couché environ deux heures ; le soir il marchait ; et le lendemain il ne paraissait plus malade.

V I.ᵉ OBSERVATION.

Une Agnelette de neuf à dix mois, à M. *de Jouvencel*, étant malade depuis le commencement de novembre, avait pour symptômes de tenir de temps à autre sa tête renversée en arrière, en dirigeant son nez en haut; elle tombait ensuite, et se débattait convulsivement. La crise passée, la bête se relevait et mangeait.

Apportée à Versailles, au commencement de décembre, les paroxismes se rapprochaient, et duraient quelquefois deux heures. Nul amincissement au crâne; incertitude sur le siége de l'Hydatide: enfin, le 14, l'animal ne pouvant plus se soutenir, et la mort me paraissant inévitable, j'explorai de nouveau, et pressai avec force la partie supérieure du crâne, qui, m'ayant paru céder légèrement du côté gauche, nous fit décider, M. *de Jouvencel* et moi, à tenter incontinent l'opération de ce côté: elle fut faite en présence de M. *Frémy*, notre collègue. Il sortit peu d'eau: la bête était très-faible; mais, une demi-heure après, elle se trouva sensiblement soulagée. Elle resta dans cet état de mieux, sans cependant paraître guérie, environ huit jours. Vers ce temps, sa tête s'embarrassa de nouveau, au point de nous donner de l'inquiétude pendant quatre à cinq jours. Maintenant l'animal est assez gai; il a de la force, mange avec appétit, mais il contourne sa tête, de sorte que le côté droit est en dessus; d'où je conclus qu'il se forme une nouvelle Hydatide de ce côté, que nous nous proposons d'opérer quand il en sera temps, et dont nous vous rendrons compte.

Tels sont, Messieurs, les résultats plus ou moins heureux que nous ont fournis les tentatives dont, mieux que personne, vous apprécierez le degré d'importance et d'utilité. Les succès sont peu nombreux, mais ils sont si marqués, si convaincans, qu'ils nous rassurent sur les suites ultérieures de cette opération, toutes les fois qu'elle sera pratiquée avec les précautions que nous avons indiquées.

L'impression du Mémoire de M. VALOIS, aux frais de la Société, a été ordonnée, ainsi que l'envoi à tous les Membres, Associés et Correspondans, et aux Sociétés Savantes.

CARON, Secrétaire.

A Versailles, de l'impr. de la Préfecture, de la Mairie, des Tribunaux et de la Société d'Agr., chez JACOB, avenue de St.-Cloud.